AF452595

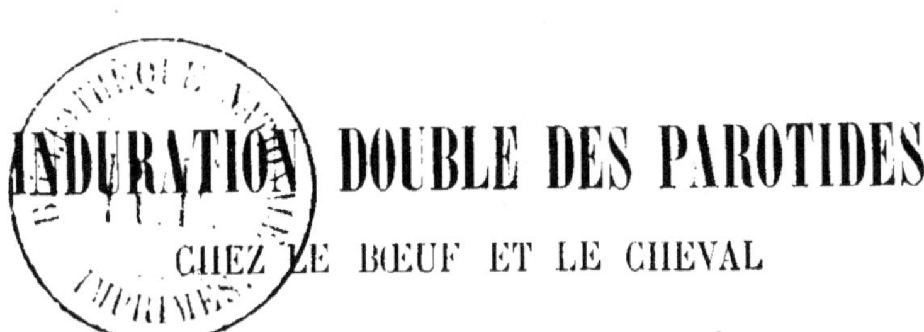INDURATION DOUBLE DES PAROTIDES

CHEZ LE BŒUF ET LE CHEVAL

CORNAGE CONSECUTIF. — GUÉRISON

PAR

M. DUPONT (de Bordeaux). 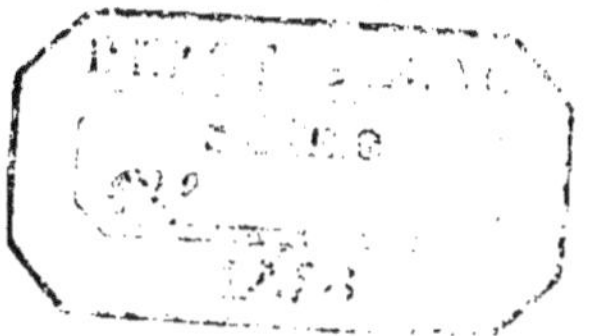

I

La pratique médicale n'offre pas toujours à l'observateur la bonne fortune d'un fait curieux, d'une entité pathologique nouvelle. Le vétérinaire de nos campagnes méridionales, immobilisé dans un cercle étroit par le retour monotone des maladies qu'il est appelé à soigner, serait réduit à faire de l'empirisme, si les faits les plus vulgaires ne présentaient une certaine variété dans leurs manifestations. Tout le monde sait que les circonstances, les saisons, le milieu, les tempéraments des malades donnent au tableau nosologique le plus restreint, des nuances à part, un caractère et une marche inusités. Il y a dans cette divergence un stimulant actif à l'étude, aux recherches scientifiques. Obligé par la succession inattendue des phénomènes morbides, par leur forme bizarre, par leur résistance aux agents thérapeutiques, à trouver des éléments de curabilité en dehors des voies battues, le vétérinaire arrive à constater la pénurie et l'imperfection des documents scientifiques, la différence qui existe entre ce qu'il lit, ce qu'on lui a enseigné et ce qu'il observe. Il juge les prétentions des auteurs, qui, se copiant successivement, rééditent dans une langue nouvelle, plus difficile à comprendre que la science elle-même, des livres déjà vieux, pleins d'hérésies et de lacunes. Alors il fait ce que nous nous proposons de faire en ce moment. Il essaye de formuler ce qu'il n'a lu nulle part, ce qu'il a vu, ce qu'il a observé durant sa longue pratique. Heureux, quand sa prose modeste voit le jour, dût-elle servir de cible à des tirailleurs imberbes, qu'affole l'ambition d'une célébrité précoce !

Parmi les affections vulgaires qui présentent de la diversité dans la forme, de la bizarrerie dans la marche et une certaine résistance aux médications, nous en pourrions citer plusieurs, qui font l'inquiétude permanente de nos confrères ruraux. Nous nous occuperons aujourd'hui de la moins sérieuse : les engorgements des parotides et des glandes maxillaires chez le bœuf et chez le cheval. Fréquentes dans certaines localités, elles ont été observées et décrites par un grand nombre de praticiens et d'auteurs, qui leur ont consacré des monographies incomplètes et monotones.

II

La parotidite et l'adénite maxillaire présentent des différences marquées chez les bovidés, suivant qu'elles sont observées sur les animaux de travail, ou sur les bêtes laitières ; sur les mâles ou sur les femelles, suivant les milieux géologiques. L'étiologie leur imprime aussi sa caractéristique, soit qu'on les observe isolées ou réunies. Le praticien inexpérimenté tâtonne et s'égare souvent dans ce dédale. Quand il ne peut guérir pour une cause ou pour une autre, car le traitement doit varier selon les conditions spéciales du mal, il conseille la vente du bœuf ou de la vache pour la boucherie. Cette conduite est presque toujours prudente et sage. Il est, en effet, des situations économiques qui obligent absolument à indiquer cette voie. Le vétérinaire doit être le premier à les apprécier et à les subir. Mais toutes les fois qu'il n'y a pas nécessité évidente à donner un pareil avis, lorsque les animaux sont jeunes, d'une race d'élite, achetés à gros deniers pour l'amélioration d'une famille ; lorsque la résistance vitale est à son apogée chez le malade, il ne faut pas faire intervenir des considérations secondaires ; il ne faut pas désespérer des ressources de l'art ; il ne faut pas, surtout, s'avouer vaincu et déposer les armes !

Le médecin ne doit point capituler. Il doit défendre la vie de son malade jusqu'au bout et n'oublier jamais que le succès en pathologie n'appartient pas toujours aux plus habiles, mais bien aux hommes qui ont déployé la plus grande constance, l'assiduité soutenue ; à ceux qui n'ont jamais douté du résultat final et qui ont mis à son service le savoir, l'intelligence et l'audace.

Nos confrères ruraux ne brillent pas, en général, par l'ensemble réuni de ces qualités. L'exemple des résolutions hardies leur a manqué ! On ne leur a pas, peut-être, suffisamment indiqué les grandes et inépuisables ressources qu'offrent, au moment décisif, la thérapeutique et la chirurgie. Paralysés, d'un côté, par le souci de la responsabilité ; effrayés, d'autre part, par les conséquences que peut avoir pour eux dans la clientèle, la mort d'un malade d'une certaine valeur, ils renoncent à la lutte quand elle pouvait devenir, le plus souvent, l'occasion d'un triomphe. Les faits que je vais rappeler brièvement sont fort instructifs à ce point de vue ; ils ne sont pas absolument dénués d'intérêt sous le rapport de la pathologie et de la chirurgie. Cela m'encourage à les faire connaître.

III

Le 30 mars 1859, je fus appelé chez M. St-M.., propriétaire dans la commune de Mérignac, pour voir deux de ses vaches laitières malades, abandonnées par un confrère qui leur avait donné, sans succès, des soins pendant deux mois et demi. En renonçant à son œuvre, il conseillait au propriétaire de les vendre pour la boucherie. Un boucher, consulté pour cet achat, refusa, et donna à son tour l'avis de les faire abattre au clos d'équarrissage, parce que la viande de ces animaux était impropre à l'alimentation de l'homme. Je me transporte le 1er avril dans l'étable de M. St-M. Le maître valet nous raconte que les vaches malades avaient pris un refroidissement dans le pacage durant la journée du 3 janvier. Elles toussèrent un peu pendant une semaine, sans présenter d'autres symptômes de maladie. Cependant la toux s'étant légèrement aggravée, il appela un vétérinaire. Le traitement, commencé le 12 janvier, consista en une saignée générale à chaque vache, en frictions sur la gorge avec des onguents et des liquides. Des prépara-

tions médicinales liquides furent administrées aussi par la
bouche. L'état des malades demeura stationnaire pendant le
mois de janvier. Dans les premières semaines de février, le
vacher constate que le cou des vaches devient gros ; qu'elles
mastiquent moins bien, qu'elles ne ruminent pas aussi long-
temps. Peu à peu les tumeurs développées autour du cou pren-
nent un développement progressif ; la respiration devient gênée
et sonore ; la préhension, la mastication des aliments deviennent
difficiles, la durée de la rumination diminue. Les animaux mai-
grissent à vue d'œil. On ne peut plus les mener au pâturage.
Durant le mois de février, la médication est continuée avec
énergie. Diverses applications sur les tumeurs qui entourent la
région cervicale déterminent une grande irritabilité chez les
malades. L'appétit diminue, la sécrétion du lait faiblit dans de
grandes proportions. Les menaces d'asphyxie deviennent immi-
nentes ; on a peur de la contagion ; on déplace les malades ; on
les sépare du troupeau. C'est à ce moment que l'incurabilité des
vaches est prononcée.

Le propriétaire, présent à ma visite, complète les renseignements par l'historique des deux vaches. Elles ont été importées,
pleines, d'une des plus belles étables de la Hollande. Elles sortent
du meilleur sang des familles laitières de ces polders si riches
en bovidés. Elles étaient destinées à améliorer le type local
au point de vue des formes et des aptitudes lactifères. Elles ont
donné par jour, immédiatement après leur mise bas, la plus
eune, primipare, 20 litres de lait ; celle âgée de quatre ans,
seconde parturition, 26 litres de lait. A l'heure actuelle, malgré la gravité de leur état, malgré la maigreur extrême à
laquelle elles sont parvenues, on ne peut se dispenser de les
traire une fois par jour.

Dans ce moment les vaches sont seules dans l'étable. Elles
font entendre un bruit de râle rauque, extrêmement intense.
C'est un véritable cornage au repos, si retentissant et si
sonore, que je n'en ai jamais entendu de pareil au travail. La
plus jeune vache (trois ans 1/2) présente autour de la gorge,
de l'une à l'autre conque de l'oreille, une grosse tumeur circu-
laire, avec un relief très-accentué sur les franges extérieures
des glandes parotides. Elle porte la tête en avant, sans pouvoir
la tourner ; elle tient la bouche ouverte, de laquelle découle
abondamment de la salive, légèrement mousseuse. Les yeux

saillants expriment l'anxiété. Chaque pas, chaque mouvement de l'animal ajoutent des difficultés à sa respiration, aux menaces d'asphyxie. La peau, légèrement dépilée sur toute la surface de la tumeur, est épaissie, rugueuse, couverte de petits soulèvements épidermiques. Elle est tout à fait adhérente aux tissus sous-jacents. La chaleur est presque normale dans la région malade; la pression latérale n'est point douloureuse. Le toucher superficiel permet de reconnaître que tous les tissus sont anatomiquement altérés et que le cornage est produit par la compression exagérée et permanente qu'ils exercent sur le larynx. Le système ganglionnaire général paraît étranger à l'affection; les poumons ne sont pas tuberculeux. Les digestions sont bonnes; le lait sécrété chaque jour est encore excellent. L'examen de la muqueuse buccale est difficile; il ne me permet pas de signaler des altérations dans son tissu.

La seconde vache, moins malade que la première, présente à peu près les mêmes symptômes. La respiration est moins bruyante. La mobilité du cou existe et l'animal tourne un peu la tête à gauche. De ce côté la tumeur est moins prononcée. Mais le mouvement latéral à droite est difficile, presque au même degré que sur l'autre vache. Il est impossible de distinguer et de séparer par le toucher, la peau, les muscles, le tissu conjonctif et l'appareil salivaire. La tumeur est indolente et froide. Les grandes fonctions s'accomplissent assez bien.

Diagnostic. — Induration double des parotides et des glandes maxillaires, sclérose de la peau, des muscles et du tissu conjonctif qui recouvrent ces organes. Hypertrophie probable de toutes les autres glandules internes qui complètent l'appareil salivaire.

Le temps qui s'est écoulé depuis le début de l'affection nous oblige à rechercher si l'altération actuelle des tissus doit être attribuée à la marche naturelle et progressive de l'état morbide, ou si elle n'est que la conséquence des frictions énergiques, multipliées, faites sur la gorge et des sinapismes, des vésicatoires dont elle a été fréquemment recouverte. Les renseignements recueillis nous font adopter cette manière de juger le problème. Elle nous fortifie dans la solution favorable de la question finale d'un traitement ultérieur, que nous aurions repoussé, malgré les sollicitations du client, fort pénétré de la gravité de la maladie de ses vaches. En présence d'une dégé-

nérescence cancéreuse possible des organes de l'appareil salivaire, ordinairement incurable, la tentative de guérison eût été
une faute. Dans les conditions actuelles, il y avait une certaine
témérité à l'entreprendre, à raison du tempérament lympha-
tique des malades, de l'inertie vitale relative dont jouissent les
organes glandulaires ; à cause de l'échec du confrère et du peu
de sollicitude que je devais attendre des valets d'étable.

J'accepte néanmoins la mission d'entreprendre un traitement,
et je crois pouvoir *pronostiquer* la guérison certaine de l'une
des deux malades, et l'utilisation ultérieure, probable, des deux,
comme reproducteurs pour la laiterie.

Traitement. — La cause du cornage, des menaces d'asphyxie,
étant bien déterminée dans mon esprit, je procède immédiatement à l'application du feu pénétrant, en pointes, avec le cautère Leblanc. Toute la surface des tumeurs est recouverte de
piqûres au fer rouge. Je m'écarte, dans cette circonstance, des
méthodes opératoires recommandées, qui consistent à ne péné-
trer qu'une fois dans le tissu malade avec la pointe du cautère.
Les chirurgiens comprennent qu'un procédé opératoire unique
ne peut répondre à toutes les conditions pathologiques, à toutes
les nécessités. L'auteur le plus personnel, possédant la plus grande
autorité chirurgicale, doit reconnaître qu'en présence du fait,
le choix de la meilleure règle appartient à l'homme qui tient
l'instrument. Dominé par les circonstances et l'obligation d'agir,
il devient souverain juge de la méthode. Le résultat l'éclaire en
dernier ressort ; il sanctionne ou condamne sa témérité.

Ici, je m'applique donc à obéir à mes seules inspirations. Je
pénètre peu à peu et successivement toute la profondeur du
tissu glandulaire altéré. Les points de pénétration sont multi-
pliés et fort rapprochés. J'introduis une grande quantité de
calorique dans les organes, dans les tissus malades, en évitant
la gouttelette de sang. Cela est facile lorsqu'on procède avec
lenteur, car l'eschare produite ainsi est épaisse et ne peut
être traversée. L'inconvénient de la gouttelette de sang pendant l'opération est considérable. Elle diminue la masse de
calorique. Elle empêche son intime pénétration dans le tissu.
Elle fausse, enfin, l'appréciation du chirurgien, par l'effroi
qu'elle cause aux assistants. Quand on le peut, il faut éviter ce
petit écueil.

L'opération faite avec circonspection dure plus de trois

quarts d'heure pour chaque vache. Je fais appliquer une couche d'onguent vésicant, moins pour activer les effets du feu, comme certains auteurs interprètent son action, que pour atténuer l'irritation spécialement douloureuse que produit toujours la brûlure de la peau avec le fer rouge.

Je prescris à l'intérieur l'iodure de potassium, à jeun, à dose progressive de 5 à 15 grammes. Des soins hygiéniques, l'usage de la couverture, une nourriture farineuse, le sel, une litière épaisse, la stabulation absolue, la suppression de la traite du lait, complètent mes instructions.

Le 21 mars l'amélioration est très-sensible sur la jeune vache. La résolution de l'induration est fort avancée. La glande maxillaire est tout à fait détachée, à demi mobile sous le doigt; l'état de la peau indique un changement heureux dans les tissus sous-jacents. L'appétit est revenu; la mastication et la rumination s'accomplissent plus facilement, avec moins de bruit dans la respiration. Au repos on entend à peine, de loin en loin, un léger ronflement.

Le succès n'est pas aussi prononcé sur la vache de quatre ans, la moins malade des deux. Cependant elle a acquis de l'embonpoint. Je continue l'iodure de potassium et j'insiste sur le maintien de la stabulation.

Le 6 avril, je visite de nouveau mes vaches malades. La guérison n'est pas complète. J'acquiers la certitude que le vacher n'a pas exécuté ponctuellement mes prescriptions. Je trouve mes malades au pacage, par une journée pluvieuse et froide. Le cornage est un peu plus intense sur la jeune; l'induration des tissus persiste sur l'autre. Le lendemain, je fais une nouvelle application du feu en pointes pénétrantes, avec un peu plus d'énergie. Je recouvre les parties de glycérine opiacée. Je prends des dispositions pour l'exécution rigoureuse de mes premières prescriptions, auxquelles je n'apporte aucune modification.

Le 25 avril, les deux vaches manifestent des désirs génésiques. Elles sont saillies. Le 1ᵉʳ mai, je les trouve au pacage dans l'état le plus satisfaisant. Le toucher accuse encore quelques glandules le long de la frange externe des parotides. Mais la résolution est très-avancée; ce qui peut subsister encore d'altération anatomique est sans influence sur la respiration. Depuis cette époque, aucun accident ne s'est produit. Ces deux

magnifiques vaches ont peuplé de leurs produits l'étable de
M. St-M. et commencé l'amélioration de la race laitière de cette
commune, l'une des plus riches du département en vaches laitières.

IV

Envisagé au point de vue de la thérapeutique et de la chirurgie, ce fait, malgré sa concision, démontre qu'il ne faut
jamais désespérer, lorsque le diagnostic n'affirme pas l'incurabilité de l'affection. Il démontre aussi dans quelles limites on
peut compter sur l'action du feu, en pointes pénétrantes de
M. Leblanc pour la résolution des indurations glandulaires sur
l'espèce bovine. En 1859, je n'avais encore expérimenté ce
moyen dans l'espèce que contre les tumeurs osseuses des maxillaires et des membres. Mes succès m'avaient enhardi. Dans les
dernières années de ma pratique, j'ai fréquemment et large-
ment usé de ce puissant moyen de guérir les tumeurs et les
mauvaises plaies. Les résultats ont été toujours satisfaisants,
lorsque l'énergie de l'application a été proportionnée à la gravité du mal. Cruzel, l'un des derniers pathologistes qui ont
écrit sur les parotidites des bovidés, indique le feu en lignes
comme un moyen extrême pour obtenir leur guérison. Il ne
parle pas de pointes pénétrantes. Cet auteur ne fait allusion,
d'ailleurs, dans son livre qu'aux parotidites des bœufs de travail, déterminées par des piqûres d'aiguillon, par des con-
tusions ou des compressions violentes. Ayant exercé dans les
régions les plus méridionales, à une époque où les races spéciales à la production du lait y étaient importées en très-petit
nombre, il n'a pu noter les différences qui existent entre les
hypertrophies glanduleuses des bœufs de travail, moins lym-
phatiques, moins prédisposés par conséquent aux formes asthé-
niques de ces affections, que les races laitières, originaires des
pays paludéens et humides. Il n'a pas distingué les nuances, que
l'observation permet de constater, entre les parotidites et les
adénites pour cause physique, locale et matérielle, et pour cause
générale ou idiosyncrasique. L'étiologie imprime ici son ca-
chet particulier. La marche, la forme et les modifications ana-
tomiques propres aux diverses nuances de l'affection exigent
un traitement différent. Ces nuances n'échappent ni aux phy-

siologistes, ni aux praticiens éclairés par leur propre expérience et par l'expérience de tous les vétérinaires exerçant *sous toutes les latitudes, dans tous les milieux.* Les hommes qui font de la clinique dans un cadre limité et restreint ne peuvent pas apprécier ces diversités. Ils font comme le confrère distingué dont nous venons de parler. Ils écrivent des monographies intéressantes, ils tracent des règles uniques de traitement pour une foule de maladies qui n'ont qu'une seule parenté, le siége. La prétention, non dissimulée, de ces auteurs les expose aux plus sérieuses critiques. La confusion règne dans leurs œuvres incomplètes. Leur lecture par les vétérinaires qui puisent les ressources suprêmes de leur art dans les travaux des *maîtres*, cause de nombreux mécomptes. Elle conduit inévitablement ces adeptes crédules à l'empirisme d'abord et au scepticisme médical ensuite.

Dans mon observation, la parotidite et l'adénite de la glande maxillaire ont dû succéder à une angine ou à une bronchite légères. Le traitement n'a pas été étranger à leur manifestation. Les applications vésicantes ont déterminé d'abord de l'hyperémie dans les glandes. Puis, peu à peu, l'inflammation irritative provoquée par l'emploi persistant des vésicants a atteint des proportions exagérées. Rien de rationnel n'a été fait pour atténuer la marche grave de la nouvelle affection. En persévérant, malgré les résultats, dans une méthode curative inopportune, dans une voie stérile, notre confrère a obéi à une idée médicale fausse et prouvé qu'il avait erré dès le début. Il ignorait certainement l'infidélité des pommades épispastiques sur les congestions glandulaires des bovidés, dans les races laitières surtout, chez lesquelles le lymphatisme domine.

Notre intervention au moment le plus critique de la phase morbide exigeait une grande sûreté de diagnostic. Lorsque nous avons eu la certitude que la phthisie ne jouait aucun rôle dans l'affection; lorsque nous avons eu la conviction que la *leucocythémie* n'était pour rien dans l'état des malades, notre pronostic a été rapide. Et, quoique la prudence nous ait inspiré une certaine réserve vis-à-vis du client, une grande circonspection vis-à-vis de notre confrère, nous avons entrepris avec confiance la cure de ces vaches. Le résultat nous a donné amplement raison.

V

Ce cas de cornage, dans l'espèce bovine, nous rappelle deux faits inédits de parotidite indurée dans le cheval, qui offrent quelques analogies avec lui. Je vais les résumer en quelques lignes.

Le 12 mai 1863, M. H., agent de change à Bordeaux, acheta à Paris un très-beau cheval de voiture. L'animal, expédié par chemin de fer, est débarqué malade le 20 au soir. Il est soigné par un confrère pour une broncho-laryngite. Le traitement dure un mois. L'animal guérit, mais il corne au service et le cornage prend quelquefois des proportions inquiétantes.

M. H., après avoir intenté une action tardive en résiliation, après avoir consulté des vétérinaires et diverses personnes, songe à échanger son cheval. Il me prie d'examiner l'animal, dont il veut devenir l'acquéreur. L'échange n'a pas lieu et je suis amené naturellement à voir et à apprécier la valeur du malade. Le cheval, âgé de 5 ans, de race anglo-normande possède de très-belles lignes, un grand développement osseux et de l'harmonie dans ses proportions. Après un examen superficiel dans lequel je constate les formes normales du larynx et de la trachée, je le fais exercer à la selle et à la voiture. A la selle, le cornage est sonore, plein, tumultueux ; à la voiture, il est aigu et sifflant. Dans ces deux conditions d'essai, les rênes sont à peine tendues et l'animal place sa tête à volonté.

J'examine la région externe de la gorge avec un soin méticuleux. Les parotides sont granuleuses et simulent comme une bande de grains de froment du côté des poches gutturales. A droite, la frange de la glande simule un chapelet à lignes courbes et à doubles grains, qui finit à la base de l'oreille. Il faut bien explorer la région avec le doigt pour apprécier le fait ; car la peau est épaisse, très-adhérente au tissu conjonctif hypertrophié et induré lui-même. La pression est douloureuse et provoque la toux. La peau correspondante du larynx, aux premiers cerceaux de la trachée, est dépilée et sclérotique.

L'examen de l'intérieur de la bouche et de l'arrière-bouche, immédiatement après l'exercice, permet de voir de légères granulations sur le voile du palais, sans autre altération.

Je me renseigne sur le traitement qui a été appliqué. Les vésicatoires et les sinapismes à demeure ont joué le principal rôle. Je percute et j'ausculte la poitrine. Lorsque mes investigations sont terminées, je déclare que le cornage peut disparaître et j'offre d'essayer la guérison. Ma proposition acceptée, j'oscille entre l'ablation des portions altérées des parotides et l'application du feu en pointes pénétrantes. J'adopte cette dernière méthode, parce qu'elle présente l'inappréciable avantage de ne pas nécessiter des soins ultérieurs, et qu'elle n'offre aucun danger de complications.

Le 14 août, j'applique le feu en pointes pénétrantes sur toute la région parotidienne et avec plus d'insistance sur les parties qui présentent les indurations. J'étends le champ de la cautérisation sur les poches gutturales, au delà, et sous le larynx, de manière à embrasser tout le tissu cutané et sous-jacent, qui participent aux lésions de la glande. La région est ensuite recouverte de glycérine opiacée. Rien ne vient compliquer la situation. Le malade, soumis à un régime approprié, demeure pendant 18 jours en box. Il est ensuite exercé graduellement au pas, jusqu'au moment où les effets de l'opération pourront être appréciés. Le 15 septembre, l'exploration par le toucher permet de constater la résolution complète des indurations parotidiennes, le retour de la peau et du tissu sous-jacent à leur état de souplesse et d'élasticité normales. L'animal est remis peu à peu au travail et le cornage a disparu. Ce beau cheval a fait un service excellent pendant plusieurs années. Les traces du feu étaient moins apparentes que celles des vésicatoires qui sont demeurées indélébiles.

Le second fait de cornage, guéri comme le précédent, avait donné lieu à un procès en résiliation. Le marchand, M. P., de Tours, proposa de réduire le prix d'achat de moitié. Cela termina le différend. L'acquéreur ne tarda pas à regretter son marché. Il sollicita mon intervention pour faire un échange. J'examine alors, avec soin, l'animal corneur. Les parotides forment un relief sensible le long des poches gutturales. Malgré l'épaisseur et l'induration de la peau, je constate des glandules assez grosses disséminées le long des franges de la glande. Lorsque mon diagnostic est bien éclairé, je propose un traitement qui peut guérir l'animal. J'opère comme précédemment, et j'ai la satisfaction de compter un succès d'autant plus com-

plet qu'il paraissait inespéré, le cornage remontant à plus
d'une année.

VI

L'enseignement qui découle de pareils faits a bien son
prix. Il pourrait donner lieu à un chapitre qui ne serait pas
déplacé dans un livre sur les devoirs professionnels, ou dans
une leçon sur la philosophie médicale vétérinaire. Mais nous
ne voulons pas empiéter sur le rôle des hommes qui sont pla-
cés à la tête de l'enseignement dans nos écoles. En rappelant
nos observations cliniques, nous avons l'espoir de faire comprendre à nos jeunes confrères toute l'étendue de leur responsabilité. En leur signalant les écueils sur lesquels leur
avenir et leur renommée peuvent sombrer, nous croyons rem-
plir un devoir. Loin de nous la pensée des remontrances
bruyantes, des conseils déplacés ou des critiques acerbes. Jamais nous ne nous sommes intentionnellement écarté des
convenances, ni dans nos actes, ni dans nos écrits. Il y a quelques mois, nous avons publié un article sur l'intérêt profes-
sionnel. Nous avons voulu venger nos amis, nos confrères,
d'une humiliation imméritée, consignée dans un document
officiel. Nous avons fait un appel à nos défenseurs naturels,
pour qu'à l'avenir l'injure disparût des circulaires incriminées.
La vérité a déplu à M. le rédacteur adjoint du *Recueil*. Il nous
l'a fait comprendre en termes fort vifs. Nous aurions rougi
de répondre. Les hommes sensés ont approuvé notre silence.
Nous n'avons eu, en vérité, aucun mérite à laisser s'épan-
cher la bile de ce jeune Olympien blessé. Nous devons l'avouer
en toute humilité ici, nous n'avons jamais pensé à ce confrère ni
parlé de lui ! Dédaigneux de certaines philippiques hautaines,
nous avons fait, en cette circonstance, ce que nous faisons quand
des éclaboussures nous touchent par hasard... Revenons à nos
moutons :

Les faits de guérison du cornage accidentel sur le cheval par
l'application du feu en pointes pénétrantes, que nous venons de
rappeler, ne sont pas les seuls que nous puissions trouver
dans notre pratique. Deux autres cas ont été récemment guéris
par nous, sur des animaux affectés de *parotidite indurée
double*, appartenant à deux industriels de Bordeaux. Quant au

cornage dans l'espèce bovine, provoqué par les mêmes lésions, j'en ai traité avec succès, en 1875, deux cas, conjointement avec M. G. Caussé, mon successeur.

Tous les vétérinaires ont eu, comme nous, l'occasion d'observer dans les deux espèces des parotidites aiguës, doubles ou simples, ainsi que des angines qui se terminent par le cornage. Certaines races sont prédisposées à cette fâcheuse complication. Dans les chevaux normands, poitevins, des Deux-Sèvres, de Saint-Gervais, de Rochefort, les gourmes et les angines, à forme asthénique, sont fréquentes et finissent mal. Les animaux élevés dans les terrains marécageux ou de récente formation, dans les pâturages bas et froids, qui avoisinent les montagnes, présentent une grande aptitude pathologique dans leur système glandulaire et ganglionnaire. Ils sont généralement prédisposés aux parotidites et aux angines malignes. Pour peu que les traitements soient négligés ou mal dirigés, la terminaison fatale est certaine. L'application des vésicatoires et des sinapismes, loin de favoriser la terminaison purulente ou la résolution, provoque presque toujours une congestion irritative qui finit par l'induration. Il est difficile de faire comprendre et apprécier par les jeunes vétérinaires le danger des vésicants et des révulsifs. C'est dans cette classe de remèdes que la méthode médicale moderne puise, aujourd'hui, ses agents thérapeutiques. En général on veut guérir trop vite. L'expérience seule enseigne que lorsqu'elle est inopportune ou indiquée, l'application prolongée des sinapismes, des vésicatoires, des révulsifs irritants, donne lieu à des phénomènes morbides plus graves souvent que l'affection qu'on veut faire disparaître. Nous ne voulons pas accuser la méthode révulsive des excès que produit son usage mal réglé ou intempestif. J'estime qu'elle doit être proscrite du traitement des maladies de la gorge à forme bénigne, à terminaison purulente. Lorsqu'elle a déterminé les accidents graves d'induration des parotides, des glandes maxillaires et le cornage, nous conseillons à nos confrères le traitement qui nous a si bien réussi lorsque un prudent retour à une thérapeutique rationnelle n'a pu conjurer la gravité extrême de cette terminaison.

Un dernier mot. Nous devons signaler à nos confrères qui sacrifient à la tendance moderne de tout soumettre à la loi de la révulsion, dans le domaine pathologique, le danger des méthodes faciles et de la médecine populaire. Dans quelques années, grâce à cette doctrine, les études et la science ne seront plus nécessaires pour guérir. Déjà le cocher, le maréchal soignent des malades. Bientôt le client fera de la médecine aussi, si la médecine n'a plus qu'une formule : sinapisme et vésicatoire.

PARIS. — IMPRIMERIE DE E. MARTINET, RUE MIGNON, 2.